42 Natürliche Rezepte gegen Eierstockkrebs:

Gib deinem Körper das Werkzeug an die Hand, das er braucht um sich zu schützen und selbst vom Krebs zu befreien

Von

Joe Correa CSN

COPYRIGHT

Diese Veröffentlichung dient dazu fehlerfreie und zuverlässige Informationen zu dem auf dem Cover abgedruckten Thema zu liefern. Es wird mit der Einstellung verkauft, dass weder der Autor noch der Herausgeber befähigt sind, medizinische Ratschläge zu erteilen. Wenn medizinischer Rat oder Beistand notwendig sind, konsultieren Sie einen Arzt. Dieses Buch ist als Ratgeber konzipiert und sollte in keinster Weise zum Nachteil Ihrer Gesundheit gereichen. Konsultieren Sie einen Arzt, bevor Sie mit diesen Ernährungsplan beginnen, um zu gewährleisten, dass er das Richtige für Sie sind.

DANKSAGUNG

Dieses Buch ist meinen Freunden und meiner Familie gewidmet, die leichtere oder ernstere Krankheiten hatten. Sie sollen eine Lösung für Ihre Probleme finden und die erforderlichen Veränderungen in Ihrem Leben einleiten

42 Natürliche Rezepte gegen Eierstockkrebs:

Gib deinem Körper das Werkzeug an die Hand, das er braucht um sich zu schützen und selbst vom Krebs zu befreien

Von

Joe Correa CSN

INHALT

ÜBER DEN AUTOR

Nach Jahren der Nachforschung glaube ich ernsthaft an die positiven Auswirkungen, die Ernährung auf Körper und Geist haben kann. Mein Wissen und meine Erfahrung hat mir geholfen, gesünder über die Jahre zu kommen und an meine Familie und Freunde weiterzugeben. Je mehr du über gesundes Essen und Trinken weißt, desto schneller willst du deine Lebens- und Essensgewohnheiten ändern.

Ernährung ist ein wichtiger Bestandteil von einem gesunden und langen Leben. Also fang heute damit an. Der erste Schritt ist immer der wichtigste und bedeutendste.

EINLEITUNG

42 Natürliche Rezepte gegen Eierstockkrebs: Gib deinem Körper das Werkzeug an die Hand, das er braucht um sich zu schützen und selbst vom Krebs zu befreien

Von Joe Correa CSN

Die Wichtigkeit von Ernährung kann bei Eierstockkrebs-Patienten nicht deutlich genug hervorgehoben werden. Daher möchte ich diese Rezepte mit so vielen Menschen wie möglich teilen, die nach einer natürlichen Alternative suchen. Das Risiko an Eierstockkrebs zu erkranken ist manchmal höher, wenn du einen Krebsfall in der Familie hattest, fettleibig oder übergewichtig, post-menstrual bist und einen ungesunden Lebensstil hast. Ärzte haben bestätigt, dass eine ausgeglichene Ernährung das Risiko viele Krankheiten zu entwickeln um fast 50% reduziert.

Krebs verbreitet sich aufgrund von schlechten Essgewohnheiten und einem stressigen Arbeitsplatz mehr und mehr in der Welt. Eine weniger intrusive und invasive Behandlung ist auf lange Sicht immer besser, da dein Essensstil mehr nur einen Teil deines Körpers verändert.

Diese Rezepte versorgen dich mit Nahrungsmittelkombinationen, die deinen Körper mit überaus wichtigen Vitaminen und Mineralien beliefern, wenn dieser versucht, Eierstockkrebs zu bekämpfen oder abzuwehren. Die Zutaten sprechen Schlüssellieferanten von Anti-Krebs-Wirkstoffen an, die deinem Körper die notwendigen Rohstoffe liefern, um zurückzuschlagen. Und das alles, während du köstliches Essen zu dir nimmst.

Schlüsselelemente, die dir dabei helfen, Eierstockkrebs abzuwehren oder zu bekämpfen, sind:

- Vitamine A, B, C und K
- Kreuzblütler (insbesondere Brokkoli)
- Omega 3 Fettsäuren
- Eisen und Kalium
- Sekundäre Pflanzenstoffe (Pflanzen basierte Nährstoffe)
- Spezielle Früchte (wie Sauerklee)
- Viele andere

Diese Rezepte sind für jeden leicht zuzubereiten. Genieße sie!

42 NATÜRLICHE REZEPTE GEGEN EIERSTOCKKREBS: GIB DEINEM KÖRPER DAS WERKZEUG AN DIE HAND, DAS ER BRAUCHT UM SICH ZU SCHÜTZEN UND SELBST VOM KREBS ZU BEFREIEN

1. Bittersüßer mediterraner Salat

Die hohe Menge an Vitamin A, B, C und K sowie an Antioxidantien in diesem Rezept helfen dir jeglichen Krebs zu besiegen. Wir würden gerne die natürlichen Merkmale von Endivie hervorheben, die Eierstockkrebs aufgrund des nachgewiesenen Kaempferol-Gehalts verhindert (ähnlich wie bei anderen Kreuzblütlern). Diese Komponente wirkt gegen karzinogene Zellen in einem Prozess, der sich Angiogenese nennt. Wenn das Kaempferol das Karzinom aushungert, indem es das Wachstum von Blutgefäßen verhindert, die es ernähren.

Zutaten:

1 Kopf Chicoreé

¼ Radicchio

1 Tomate

2 Esslöffel Zitronensaft

3 Esslöffel Orangensaft

2 Esslöffel Honig

½ Teelöffel Kurkumapulver

1 Esslöffel Kokosöl

½ Teelöffel koscheres Salz

Prise gemahlener schwarzer Pfeffer

Zubereitung

1. Wasche das Gemüse;
2. Schneide die Tomaten in Scheiben, trenne die Radicchioblätter ab und schneide sie in dünne Scheiben, schneide den Chicoreé diagonal in dünne Streifen und mische alles zusammen, gib Salz und frisch gemahlener schwarzer Pfeffer hinzu;
3. Bereite die Vinaigrette zu, indem du den Zitronen- und Orangensaft, Honig, Kokosöl, Kurkumapulver und eine Prise Salz mischst. Rühre alles gut um.
4. Verteile die Vinaigrette über das Gemüse und genieße.

2.   Gerösteter Lachs in Kräutermantel

Omega-3 Fettsäuren sind bekannt dafür, Herz und Gehirn zu schützen, aber sie wirken offenbar auch wachstumshemmend auf karzinogene Zellen und verhindern einige Krebsarten wie: Eierstock-, Dickdarm-, Leber- und Prostatakarzinome. Dill verhindert, dass Tumore weiterwachsen.

Zutaten:

1 Stück Lachsfilet mit Haut

2 Esslöffel gehackter Dill *getrennt

2 Esslöffel gehackter Schnittlauch *getrennt

1 Zitronensaft

½ Teelöffel koscheres Salz

Prise gemahlener schwarzer Pfeffer

Zubereitung

1. Heize den Backofen auf 215°C vor und lege eine Backform mit Backpapier aus.
2. Schneide den Dill und den Schnittlauch in kleine Stücke;

3. Reibe das Lachsfilet mit den Kräutern, Salz und frisch gemahlenem schwarzer Pfeffer ein und lege es mit der Hautseite nach unten in eine Pfanne.

4. Röste es 10 Minuten, gib Zitrone dazu und brate es weitere 3 Minuten.

5. Entferne die Haut mit einem Metallspatel, serviere und bestreue den Lachs mit frischen Kräutern.

3.   Ingwergenuss

Ingwer und Spinat haben wunderbare Eigenschaften zur Abwehr von und im Kampf gegen karzinogene Zellen; Ingwer wirkt schmerzlindernd und entzündungshemmend, regt den Kreislauf an und kontrolliert den Blutdruck. Spinat auf der anderen Seite weist eine große Menge an Chlorophyll auf, das erfolgreich in der Blockierung von karzinogenen Effekten von heterozyklischen Aminen wirkt. Diese sind sehr schädlich für den Körper.

Zutaten:

½ Kilo frischer und gewaschener Spinat

1 Zwiebel

3cm dicke frischer Ingwer zerdrückt oder zerrieben

1/3 Kilo frisches Mangold

1/3 Kilo Zucchini

Eine oder zwei Prisen Salz ganz nach deinem Geschmack

Zubereitung

1. Koche das Wasser und gib Salz dazu. Schneide in der Zwischenzeit in 4 Stücke und gib sie vorsichtig ins Wasser.

2. Schneide die Zucchini in große Scheiben gib sie ebenfalls ins Wasser.

3. Während sie kochen, wasche und entferne den Stamm von Spinat und Mangold.

4. Sobald die Zwiebeln weich sind, arbeite Mangold und Spinat unter, lege den Deckel auf den Topf und lass alles 7 bis 10 Minuten kochen.

5. Wenn die Suppe warm, aber nicht heiß ist, gib sie zusammen mit dem Ingwer in einen Mixer. Vermische alles, bis du die gewünschte Konsistenz erhältst.

6. Serviere sie in einer Schüssel und genieße.

4. Sauerklee Eisbrecher

Dieses Rezept bringt die außerordentlich gesunden Eigenschaften von Guanabana oder besser gesagt Sauerklee hervor; diese unterschätzte karibische Frucht verhindert Schläfrigkeit, Brechgefühl, Fieber und Husten, aber was noch viel wichtiger ist: Sauerklee tötet Krebszellen und gehört im Gegensatz zur Chemotherapie nicht zu den invasiven Behandlungen

Zutaten:

1/3 Tasse Wasser

1 oder ½ Tasse Sauerklee Fruchtfleisch oder Mus in Dosen

2 EL flüssiger Joghurt

1 TL Leinsamen

1 TL Mandeln und Walnüsse

Ein Spritzer Zitrone (einige Tropfen)

Eis

Zubereitung

1. Gib Wasser in einen Mixer und gib den Joghurt dazu.

2. Füge Leinsamen, Mandeln, Walnüsse (wenn du möchtest kannst du auch Rosinen oder andere Nüsse beifügen) und Zitronentropfen dazu;

3. Vermische alles und arbeite das Eis in mehreren Schüben dazu -nicht alle auf einmal- bis du eine Smoothie ähnliche Mischung erhältst.

4. Serviere alles in einem großen Glas.

5.   Brokkoli-Schub

Brokkoli genau wie andere Kreuzblütler haben den Effekt, dass sie karzinogene Zellen hemmen. Brokkoli sticht daraus hervor, da er nachweislich der effektivste unter den Kreuzblütlern ist. Wissenschaftliche Studien haben gezeigt, dass sie eine starke Abwehr gegen Lungen-, Prostata-, Brust-, Magen-, Leber und insbesondere Eierstockkrebs bilden.

Zutaten:

2 mittlere Brokkoliköpfe

3 Tassen Wasser

2 cm dicker frisch gemahlener Ingwer

3 EL Sesamsamen

2 Knoblauchzehen

Einige Tropfen Olivenöl

Zubereitung

1. Würfle den Brokkoli in mittelgroße Stücke von etwa 2 cm dicker Breite, koche ihn im kochenden Wasser.

2. Gib Ingwer und Knoblauch hinzu und vermische alles mit einem Holz- oder Plastiklöffel. Nur ein oder zwei Mal.

3. Arbeite das Olivenöl ein und lass alles 15 Minuten kochen, bis der Brokkoli zart ist, lass ihn aber nicht zu trocken werden.

4. Erhitze in der Zwischenzeit eine Pfanne und röste die Sesamsamen etwas, bis sie golden werden, aber achte darauf, sie nicht zu verbrennen.

5. Wenn der Brokkoli gar ist, gib die Sesamsamen dazu und mische alles. Serviere.

6.   Zucchini Spaghetti

Zucchini hat einen hohen Gehalt an Eisen, Kalium und Vitamin C, aber was noch interessanter ist die Tatsache, dass Antioxidantien aus der Zucchini Zellmutationen abwenden, die Krebs verursachen. Darüber hinaus hat sie einen einzigartigen Geschmack und ein mildes Aroma, wenn man sie kocht. Wir verwenden außerdem Kurkuma, Olivenöl und Knoblauch, die effektiv darin sind, karzinogene Zellen vom Wachstum abzuhalten.

Zutaten:

1 Zucchini

250 g Kirschtomaten

5 Knoblauchzehen

½ Löffel Kurkuma

4 Löffel Olivenöl

3 Basilikumblätter

Zubereitung

1. Wasche die Zucchini und trockne sie, verwende einen Sparschäler, um Spaghetti daraus zu machen.

2. Heize den Backofen auf 180ºC vor, gib Olivenöl, Kurkuma und eine Prise Salz und Pfeffer in eine Bratpfanne, gib die Tomaten hinzu und mische alles. Gib alles 30 Minuten in den Backofen.

3. Brate in einer Pfanne den Knoblauch an und beträufle ihn mit Olivenöl.

4. Nimm die Tomaten aus dem Backofen, vermische sie mit dem gebratenen Knoblauch und gib den in mittelgroße Streifen gehackten Basilikum hinzu. Diese Mischung stellt deine Sauce dar.

5. Vermenge die Spaghetti und die Sauce und lass sie darin 15 Minuten aufweichen.

6. Serviere auf einer schönen Platte.

7. Gemüsecharme

Dieses Rezept hatte alle Vergünstigungen von Gemüse in einem Gericht. Es steckt voller Antioxidantien, Eisen und Vitamine, aber viel wichtiger ist, dass er zahlreiche "Sekundäre Pflanzenstoffe" aufweist, welche Pflanzen basierte Nährstoffe sind. Sie sind bekannt dafür, dass die das Risiko an Prostatakrebs zu erkranken vermindern.

Zutaten:

½ Karotte, in 0,5 cm dicke Streifen geschnitten

1 Aubergine, in 0,5 cm dicke Streifen geschnitten

1 Zucchini, in 0,5 cm dicke Streifen geschnitten

½ Paprika, in 0,5 cm dicke Streifen geschnitten

200 g Champignons in Scheiben geschnitten

100 g Kohl in kleine Streifen geschnitten

4 Knoblauchzehen

Olivenöl

Salz

Zubereitung

1. Sautiere in einem Wok oder in einer tiefen Pfanne die Karotten mit einigen Tropfen Olivenöl und Knoblauch.

2. Wenn die Karotten zart sind, arbeite die Aubergine, Zucchini, Paprika, Kohl und die Champignons unter, befeuchte sie mit einigen Tropfen Olivenöl. Rühre gelegentlich um.

3. Brate sie 20 Minuten an, bis alles zart ist und eine goldene Farbe aufweist.

4. Serviere sie auf einer Platte und zusammen mit 2 oder 3 Scheiben Toastbrot.

8. Vollkorn-Bananen-Nuss-Brot

Die Vorteile reifer Bananen bestehen darin, dass sie anti-karzinogene Eigenschaften besitzen, da reife Bananen eine Substanz produzieren, die Tumornekrosefaktor genannt wird. Diese tötet karzinogene Zellen, was Tumorzellen auf jeden Fall am Wachstum hindert. Sie versorgen dich außerdem mit einer Vielzahl an Vitaminen und Ballaststoffen, die deine Verdauung verbessern.

Zutaten:

4 Esslöffel Kokosöl

1/3 Tasse Honig

2 Eier

1 Tasse zerdrückte reife Bananen

¼ Tasse Griechischer Joghurt

1 Teelöffel Vanilleextrakt

½ Teelöffel Zimt

1 Teelöffel Backpulver

½ Teelöffel Backnatron

1 ½ Tasse Vollkornmehl

½ Tasse gehackte Walnüsse

Zubereitung

1. Heize den Backofen auf 180°C vor. Fette eine Backform leicht ein.
2. Vermenge die Kokosnuss und den Honig, bis alles gut vermischt ist. Gib dann die Bananen, Joghurt, Vanille, Zimt, Backpulver und Backnatron.
3. Schlage die Eier und füge sie der Mischung bei.
4. Arbeite das Mehl in Schüben ein, rühre im Anschluss die Walnüsse ein. Die Mischung muss nicht homogen sein.
5. Verteile den Teig in die vorbereitete Backform und backe ihn etwa 40 Minuten, bis er braun ist. Mache die Probe, indem du mit einer Gabel hineinstichst und sie sauber wieder herauskommt.
6. Lass das Brot einige Minuten abkühlen, lege es auf ein Schneidebrett und lass es vollständig abkühlen, bevor du es anschneidest.
7. Serviere mit Erdnussbutter oder Marmelade.

9.   Wichtiger Morgenstarter

Krebs besiegen heißt, gesunde Essgewohnheiten zu entwickeln. Nichts reinigt deinen Körper so sehr wie ein revitalisierender Morgentee. Grüner Tee, Zitrone, Blaubeeren und Bananen versorgen dich mit vielen Vitaminen und Antioxidantien. Kurkuma gib dem Morgenstarter eine besonders wertvolle Zutat hinzu. Seine wundersamen Gewürze beliefern dich mit kräftigen Vorteilen für deine Gesundheit, die wichtig bei der Abwehr von Eierstockkrebs und anderen Arten sind.

Zutaten:

1 Teelöffel grüne Teeblätter

½ Teelöffel Kurkuma

1 Tasse heißes Wasser

1 Zitronensaft

Honig nach Geschmack

½ Tasse Blaubeeren

1 Banane

½ Tasse schnell kochende Haferflocken

1 ½ Tasse Milch

Prise Zimt

Prise Salz

Zubereitung

*Für den Tee

1. Gib die Teeblätter in heißes Wasser, füge Kurkuma bei und stelle alles einige Minuten zur Seite;
2. Gib Zitronensaft und Honig nach Geschmack hinzu;
3. Serviere warm.

*Für die Haferflocken

1. Erhitze die Milch in einem mittleren Kochtopf;
2. Wenn sie köchelt, gib die Haferflocken dazu und lass sie aufkochen;
3. Drehe die Hitze ab und rühre alles um, bis die Masse die gewünschte Konsistenz erhält;
4. Nimm den Topf vom Herd und füge die Früchte, Zimt und Salz bei;
5. Gib nach Belieben Honig hinzu und serviere warm.

10. Erfrischender Obstsalat

Dass dein Körper all die Vitamine erhält, die für ihn wichtig sind, hilft dir dabei, Krankheiten zu vermeiden. Das Verständnis, dass Ernährung die Grundlage für ein gesundes Leben ist, ist ein erster Schritt. Dieser erfrischende Obstsalat stillt das Bedürfnis nach Süßigkeiten, während er dich mit Vitaminen, Antioxidantien und Ballaststoffen versorgt.

Zutaten:

1 roter Apfel

2 Kiwis

140g Datteln

¼ Tasse Paranüsse

½ Tasse Griechischer Joghurt

Honig nach Geschmack

Zubereitung

1. Wasche und schneide den Apfel in Würfel;
2. Halbiere die Kiwis und löffle sie mit einem Suppenlöffel aus, schneide sie in Würfel;
3. Vermenge in einer Schüssel Äpfel, Kiwis und Datteln;

4. Gib Joghurt dazu und vermische alles;
5. Füge Honig nach Geschmack bei und genieße.

11.   Würziger Salatmix

Dieser würzige Salar basiert auf zwei essentiellen Zutaten, die dazu beitragen alle Arten von Krebs abzuwehren. Wir reden von Karotten und Kohl, das *Falcarinol* in den Karotten und die *Glucosinolate* im Kohl sind beides effektive Mittel gegen Krebs, weil sie das ungehinderte Zellwachstum, welches charakteristisch im Mutationsprozess ist, verhindern.

Zutaten:

2 Tassen Wasser

3 EL Apfelessig

1 Karotte

¼ Kohl

1 Chilipeperoni

2 EL Olivenöl

2 EL Honig

2 EL Dijonsenf

1 Zitronensaft

½ TL Salz

Frisch gemahlener schwarzer Pfeffer zum Würzen

Zubereitung

1. Bringe Wasser in einem Kochtopf zum Kochen;
2. Raspel in der Zwischenzeit die Karotten und schneide den Kohl und die Chilipeperoni in dünne Streifen;
3. Wenn das Wasser koch, gib eine Prise Salz und Essig dazu;
4. Drehe die Hitze ab und für das Gemüse bei, bis das Wasser köchelt und nimm den Topf vom Herd;
5. Bereite in einer Schüssel die Vinaigrette zu, indem du das Olivenöl, Honig, Senf, Zitrone, Salz und Pfeffer gut durchmischst.
6. Lass das Gemüse abtropfen und verteile die Vinaigrette darüber, mische alles und genieße.

12.   Blütenpollen-Kakaoriegel

Wenn du an Süßigkeiten interessiert bist, aber dich um deine Gesundheit sorgst, musst du diese Blütenpollen-Kakaoriegel testen. Kakao hat bis zu drei Mal mehr Antioxidantien und Flavonoide als grüner Tee. Zudem haben die Polyphenole, die in dieser Pflanze zu finden sind, nachweislich die Ausbreitung von Brust-, Prostata-, Darm- und Eierstockkrebs gestoppt.   Auf der anderen Seite versorgen dich diese Bienen bestäubte Kakaoriegel mit Vitaminen,   Mineralien,   guten   Kohlenhydraten   und Proteinen.

Zutaten:

1 Teelöffel Blütenpollen

½ Tasse Kakaopulver

2 Tasse Walnüsse

1 Tasse Mandeln

½ dunkel Schokoladenchips

2 Tassen Datteln

¼ Teelöffel Salz

Zubereitung

1. Hacke die Mandeln und stelle sie zur Seite;
2. Vermenge in einer Küchenmaschine Walnüsse, Kakao, Blütenpollen und Salz, bis alles in Pulverform ist;
3. Gib die sauberen Datteln, eine nach der anderen, dazu und verarbeite alles zu einembröseligen Teig;
4. Gib den Teig in eine Schüssel und rühre die gehackten Mandeln unter;
5. Nutze eine 23x23cm große Silikonform, in die du die Mischung verteilst. Drücke die Schokoladenchips leicht darauf;
6. Stelle alles 1 oder 2 Stunden in den Kühlschrank, bevor du den Teig in Riegel schneidest.

13.   Pochierte Cranberry-Äpfel

Bio-Cranberries sind reich an *Perillaalkohol*, dieser wird damit in Verbindung gebracht eine Vielzahl an karzinogenen Zellen zu töten. Grüner Tee regt Gewichtsverlust an, was wichtig ist, wenn man bedenkt, dass Übergewicht zu einem der häufigsten Probleme gehört, die die Entwicklung von Eierstockkrebs begünstigen. Daneben hat er noch weitere positive Effekte wie den Schutz von Zellen vor DNA-Schäden, die durch freie Radikale entstehen und bei der Zell-Metastase eine Schlüsselrolle spielen.

Zutaten:

2 bis 3 Äpfel

2 Tassen Wasser

4 EL Honig

1 Orangenschale

1 Zitronenschale

1 Zitronensaft

1 Zimtstange

1 Kardamomkapsel, gemahlen

1 Vanillebohne

1 Teebeutel Grüner Tee

1 ½ Tassen Cranberries

Zubereitung

1. Gib in einen Kochtopf mit Wasser Äpfel, Honig, Orangenschale, Zitronenschale, Zitronensaft, Zimtstange, gemahlener Kardamom und die Vanillebohne. Bring alles zum Kochen, drehe dann die Hitze ab und lass alles etwa 15 Minuten köcheln;
2. Füge grüner Tee und Cranberries hinzu. Rühre dann die restlichen Zutaten ein. Lass die Mischung 3 weitere Minuten köcheln;
3. Gib alles in eine Hitze beständige Schüssel und lass sie abkühlen;
4. Entferne die Zitronen- und Orangenschale, Zimtstange, Vanille und den Teebeutel;
5. Lass die Mischung über Nacht im Kühlschrank stehen und genieße.

14.   Linsen-Leinsamen-Suppe

Leinsamen sind ein großartiger Lieferant für Ballaststoffe, Omega 3 Fettsäuren und Lignin. Diese Komponente hat nachweislich einen reduzierenden Effekt auf karzinogene Tumore und werden häufig bei der Behandlung von Brust-, Prostata- und Eierstockkrebs eingesetzt. Sellerie, Zwiebel, Karotten und Tomaten bereichern dieses Rezept und sorgen für weitere Vorteile in der täglichen Abwehr von Krebs.

Zutaten

1 Karotte

2 Selleriestangen

1 Zwiebel

1 grüne Paprika

2 Knoblauchzehen

4 Tassen kochendes Wasser

2 Tassen Hühnerbrühe (vorzugsweise selbstgemacht)

4 geschälte Tomaten

Getrocknetes Lorbeerblatt

1 ½ Tassen getrocknete Linsen

½ Tasse gemahlene Leinsamen

1 Esslöffel Leinsamenöl

1 bis 2 TL Salz

Frisch gemahlener schwarzer Pfeffer nach Geschmack

½ TL Chilipulver

½ TL Kurkumapulver

Zubereitung

1. Schneide die Karotten, Sellerie, Zwiebel, grüne Paprika und den Knoblauch in Stücke;
2. Sautiere in einer Pfanne Karotten, Sellerie, Zwiebeln, grüne Paprika und Knoblauch in Leinsamenöl. Rühre gelegentlich etwa 15 Minuten;
3. Koche in der Zwischenzeit Wasser und koche die Tomaten fünf Minuten, drehe die Hitze ab und gib kaltes Wasser hinzu, während du die Tomaten schälst. Hebe sie für später auf;
4. Wenn die Karotte und die Paprika zart sind, gib kochendes Wasser, Hühnerbrühe, die geschälten Tomaten, Linsen, Salz, gemahlener Pfeffer, Chilipulver und Kurkumapulver hinzu. Rühre um und lass alles kochen. Drehe die Hitze ab und lass alles 1 Stunde köcheln, bis die Linsen weich sind;

5. Gib die gemahlenen Leinsamen dazu, lass sie fünf Minuten ruhen und serviere.

15.   Gesunder Griechischer Salat

Wenn es darum geht, Krebs zu verhindern, kannst du das am besten mit grünen Lebensmittel machen. In diesem Rezept kannst du die Vorzüge von Dill, Tomaten und Gurke genießen. Dank ihrer Komponenten und Eigenschaften haben sie die Fähigkeit Eierstock-, Brust-, Gebärmutter- und Prostatakrebs abzuwenden und zu bekämpfen.

Zutaten:

2 EL Rotweinessig

3 EL natives Olivenöl extra

1 EL frischer Dill, fein geschnitten

Halber Romanasalat

2 Tomaten

1 Gurke

½ Rote Zwiebel

½ Tasse Griechischer Joghurt

1 TL Salz

Frisch gemahlener Pfeffer nach Geschmack

<u>Zubereitung</u>

1. Schneide die Tomaten und Gurke in Viertel, schneide den Romanasalat und Zwiebel in Streifen;
2. Gib Salz, Olivenöl, Essig, gemahlener Pfeffer und Joghurt hinzu;
3. Mische alles, serviere und bestreue mit frischem Dill.

16.   Mango Passion Dessert

Mango ist eine Appetit anregende und köstliche Frucht, die verschiedene Komponente aufweist, die gegen Krebs und Entzündungen wirkende Aktivitäten besitzen; diese Komponente beinhalten Vitamin C und Beta-Carotin.

Zutaten:

2 ½ bis 3 Tassen Joghurt / Quark

2-3 mittlere Mango, gewürfelt*Ich verwende Alphonso Mango.

1 Tasse Mandeln oder Walnüsse*optional.

¼ TL Safran *optional; es verleiht deinem Dessert Farbe. Zucker so viel du willst *du kannst auch Honig oder braunen Zucker verwenden

Ebenso kannst du gehackte Mango als Garnitur verwenden.

Zubereitung

1. Mische den Joghurt oder den Quark mit Zucker, bis eine geschmeidige Masse entsteht.
2. Rühre die Mango, Safran und die Nüsse ein.
3. Mische alles gut.

4. Serviere das Dessert in einer beliebigen Tasse und garniere ihn mit gehackter Mango.

17.   Tomatenkuchen

Tomaten besitzen eine ausreichende Menge an Lycopin, die das Auftreten von Krebserkrankungen, insbesondere von Eierstock-, Prostata- und Lungenkrebs verringern. Daher entschied ich mich dazu, Tomaten und Olivenöl in diesem Rezept zu verwenden. Dazu nutzen wir alle Vorteile und genieße sie in der Form von Pizza.

Zutaten:

1 Vollkorn-Pizzateig

1 Tomate in mittelgroße Stücke geschnitten

Etwas Olivenöl

Salz und Pfeffer zum Abschmecken

Zubereitung

1. Heize den Backofen auf 120ºC vor.
2. Lege den Pizzateig mit den Tomatenscheiben.
3. Verteile Olivenöl über alle Tomaten, bestreue sie mit Salz und Oregano.
4. Gib den Teig in den Backofen, bis die Tomaten trocken werden und der Teig golden ist.

18.   Glänzende Pilze

Die alten Ägypter haben darin geglaubt, dass der Genuss von Champignons ein langes Leben bedeutet. Damit lagen sie gar nicht so falsch, wie viele Studien zeigen. Champignons enthalten eine Substanz, die Lentinant genannt wird. Diese steigert die Überlebensrate von Krebspatienten.

Zutaten:

½ kg Champignons

200ml Weißwein

 Pfeffer und Salz zum Abschmecken

Olivenöl

Zubereitung

1. Wasche und schneide die Champignons.
2. Erhitze eine Pfanne, bis sie heiß wird, dann gib die Champignons mit einer Prise Salz hinein. Verwende kein Olivenöl.
3. Lege einen Deckel auf die Pfanne und lass sie bei mittlerer Hitze eine Weile kochen, bis sie ihre Flüssigkeit abgeben.

4. Verteile den Cava darüber und rühre um. Drehe die Hitze ab und gib eine Prise Pfeffer sowie Wasser hinzu.

5. Füge immer wieder Wasser hinzu, bis die Champignons zart sind. Warte dann, bis das Wasser verdampft ist und beträufle die Champignons mit Olivenöl. Lass sie 5 Minuten ruhen.

19.   Grüne Creme

Dieses köstliche und exzellente Rezept macht dich mit den Vorteilen von Spargel vertraut. Das grüne und blättrige Gemüse weist einige Gründe auf, warum es Teil deiner täglichen Ernährung sein sollte. Außerdem ist er sehr effektiv im Kampf gegen oxidativen Stress in deinem Körper, was wiederum die Möglichkeit verringert gutartige Zellen zu zerstören.

Zutaten:

250-300 g Spargel

100 g grüne Erbsen

1 L Wasser oder Gemüsebrühe

1 roter Apfel, in Stücke gewürfelt

2 EL natives Olivenöl extra

200ml Mandelmilch

1 EL gemahlene Leinsamen

Salz zum Abschmecken

Zubereitung

1. Bringe in einem Kochtopf Wasser und Milch zum Kochen; während das Wasser kocht, wasche den Spargel und entferne die harten Enden. Schneide den Spargel in kleine Stücke und lege die Köpfe zur Seite.
2. Gib den Spargel vorsichtig ins Wasser und lass ihn 15 Minuten kochen.
3. Warte, bis alles etwas warm ist, füge dann den Apfel und ein Tropfen Olivenöl hinzu.
4. Erhitze in einer Bratpfanne Öl und sautiere die Spargelspitzen einige Minuten darin.
5. Vermische in einem Mixer alles in mehreren Schüben; sei vorsichtig und gib nicht alles auf einen Schlag dazu.
6. Serviere auf einem Teller mit den Spargelspitzen als Garnitur.

20.   Bananenmix Frühstück

Dieses Rezept bietet dir nicht nur eine köstliche und interessante Möglichkeit dein Getreide und Körner zu genie0en, sondern wird dich auch mit den Vorteilen einer Substanz namens TNF vertraut machen. Diese hat die Fähigkeit abnormale Zellen zu bekämpfen und deine Immunität gegen Krebs zu fördern.

Zutaten:

1 Tasse gemahlene Leinsamen

1 EL Kokosöl

1 ½ Banane *Blaubeeren, Walnüsse, Rosinen sind optional.

 Prise Salz

Prise Zimt

Zubereitung

1. Vermische alle Zutaten in einer Küchenmaschine
2. Bilde kleine Küchlein
3. Und schon sind sie fertig zum Verzehr; du kannst sie aber auch ebenso in der Pfanne erwärmen.

21. Tropische-Asiatische Suppe

Diese leckere und würzige Suppe ist alles, was du benötigst um deinen Tag zu bereichern. Genieße die Vorteile von Ingwer, Jalapeños, Champignons, Ananas, Tomaten und weiteren Zutaten in nur einer Suppe. Von den unglaublichen, gegen Entzündungen wirkenden Eigenschaften von Ingwer bis zum Selen und beta-Glukan, welches in Shiitake Pilzen gefunden werden kann - all diese Zutaten in diesem Rezept werden dir dabei helfen, Eierstockkrebs zu verhindern oder zu bekämpfen.

Zutaten:

1 EL Zitronengras

1 EL Ingwer, gerieben

3 Tassen Hühnerbrühe

1 Jalapeño

200 g gewürfelte frische Ananas

200g Shiitake Pilze

300 g Garnelen

2 Tomaten

1 rote Paprika

1 EL Fischsauce

1 Limettensaft

Frühlingszwiebeln

Koriander

Zubereitung

1. Zerdrücke den Ingwer und das Zitronengras, bis eine Paste entsteht;
2. Bringe in einem Kochtopf die Brühe und die Jalapeños zum Kochen und gib die Ingwerpaste hinzu. Drehe die Hitze ab und lass alles 15 Minuten köcheln;
3. Schneide in der Zwischenzeit Ananas, Champignons, Tomaten und Paprika in Würfel;
4. Entferne die Feststoffe aus der Hühnerbrühe und gib das Gemüse und die Ananaswürfel, Fisch- und Aalsauce dazu, lass sie 5 weitere Minuten köcheln;
5. Gib die Garnelen hinzu und lass sie 3 Minuten kochen;
6. Drehe die Hitze ab und rühre den Zitronensaft, Frühlingszwiebeln und den fein geschnittenen Koriander unter;
7. Serviere heiß und genieße.

22.   Gegrillte Hühner-Spieße

Gegrillte Spieße machen Spaß und sind gesund. Sie sind sehr vielseitig und spielen mit verschiedenen Geschmäckern. Die Zutaten kümmern sich um deine Gesundheit. Du wirst von den Komponenten wie Bromelain, welches in Ananas vorkommt, profitieren. Es hat einen gegen Krebs wirkenden Effekt, der stärker ist als die Chemodroge 5-Fluorauracil, die in der regulären Krebstherapie eingesetzt wird.   *Allicin* im Knoblauch reduziert das Risiko Krebs und andere Krankheiten auszubilden.

Zutaten:

2 Hühnerbrüste, geschnitten

2 Zitronensaft

1 EL frischer Rosmarin

1 EL frischer Oregano

2 Knoblauchzehen, gehackt

Frisch gemahlener schwarzer Pfeffer zum Abschmecken

1 TL Salz

250 g Ananas

250 g rote und grüne Paprika

100 g rote Zwiebel

Zubereitung

1. Hacke den Rosmarin und Oregano grob;
2. Mische Zitronensaft, Knoblauch, gemahlener Pfeffer, Rosmarin und Oregano;
3. Verteile die Mischung auf Hühnerbrüste und mariniere sie eine oder zwei Stunden;
4. Bereite den Grill vor;
5. Schneide die Ananas, Paprika und Zwiebeln in Vierteln;
6. Nimm das Hühnchen aus der Marinade und spieße es auf. Wechsle mit Zwiebel, Ananas und Paprikastücken ab;
7. Verteile etwas von der verbleibenden Marinade über die Spieße und grille sie;
8. Grille sie 15 Minuten. Gib immer wieder Marinade auf die Spieße, um sie feucht zu halten.

23. Fruchtige und heilende Salatsensation

Dieser Obstsalat besticht nicht nur durch seinen unglaublichen Geschmack, sondern versorgt dich auch mit einer hohen Zahl an Nährstoffen und Komponenten, die du bei der Krebsabwehr brauchst. So z.B. mit *Ellagsäure,* die in Himbeeren vorkommt. Diese ist dazu fähig, Krebszellen zu töten (Apoptose) und ein natürliches anti-karzinogenes und entzündungshemmendes Mittel; zusätzlich dazu ist das *Garcinol* in Mangostan dem Ziel dienlich, Krebs zu verhindern und zu bekämpfen.

Zutaten:

1 ½ Tasse Himbeeren

1 Mangostan, geschält

Halbe Avocado

¼ Tasse Mandeln

Halber Romanasalat

Halber Radicchio

2 EL Rotweinessig

3 EL natives Olivenöl extra

½ TL Salz

Frisch gemahlener schwarzer Pfeffer zum Abschmecken

Zubereitung

1. Gib eine halbe Tasse Himbeeren, Öl, Essig, Salz und Pfeffer in einen Mixer und bereite dazu eine Vinaigrette zu;

2. Schneide die Mango und Avocado, hacke die Mandeln und schneide den Blattsalat und den Radicchio in Streifen, vermische alles und bestreue mit einer Prise Salz und Pfeffer;

3. Verteile die Vinaigrette über den Salat, rühre vorsichtig um, serviere und genieße.

24. Fruchtige Eiscreme -Joghurt-Überraschung

Eine gesunde Ernährung kann auch eine köstliche Ernährung mit gesunden Lebensmitteln bedeuten. Darum geht es in diesem Eiscreme-Joghurt-Dessert. Nutze die Vorteile von Ananas und Mango, dank des *Bromelain* in Ananas und des *beta-Carotins* in Mango. Dieses Rezept konzentriert sich darauf viele Krankheiten abzuwenden.

Zutaten:

2 Tassen Mango, geschält und in Stücke

2 Tassen Ananas, geschält und in Stücke

3 Minzeblätter

1 Kardamomkapsel

Honig nach Geschmack

1 ½ Tassen Griechischer Joghurt

Zubereitung

1. Schneide die Mango und Ananas in Würfel und gefriere sie über Nacht;
2. Gib Joghurt, Honig und Kardamom in einen Mixer und vermische alles;

3. Gib währenddessen die gefrorenen Mango- und Ananasstücke hinzu, bis du eine cremige Masse erhältst;

4. Garniere mit Minzeblätter und genieße direkt im Anschluss.

25.   Kalte Gurkensuppe

Wusstest du, dass man Gurken auch gekocht essen kann? Irgendwie verwandeln sie sich in süße Stücke, die diese cremige und köstliche Suppe bereichern. Sie wirken außerdem wahre Wunder für deine Gesundheit. Sie helfen dir im Kampf gegen Eierstock-, Brust-, Gebärmutter- und Prostatakrebs, weil die darin enthaltenen Lignane das Tumorwachstum hemmen.

Zutaten:

1 Knoblauchzehe, gehackt

1 Zitronensaft

1 Gurke

4 Tassen Gemüsebrühe

1 Teelöffel Salz

Frisch gemahlener Pfeffer zum Abschmecken

1 Avocado

1 Tasse Griechischer Joghurt

60 g Mandeln, gehackt

Zubereitung

1. Sautiere den gehackten Knoblauch in einem Kochtopf mit Öl;
2. Gib Zitronensaft dazu und rühre um;
3. Füge Gurkenscheiben, Brühe, Salz und Pfeffer hinzu. Lass alles 5 Minuten köcheln und lass sie dann abkühlen;
4. Gib die Mischung in einen Mixer, arbeite Avocado unter und vermische alles;
5. Stelle die Suppe in den Kühlschrank;
6. Hacke die Mandeln;
7. Serviere sie kalt zusammen mit einem Löffel Joghurt und bestreue sie mit gehackten Mandeln.

26. Brokkoli-Schub

Wir alle wissen, wie gut Brokkoli darin ist Krebszellen vom Wachstum abzuhalten. Die unglaublich große Menge an Antioxidantien darin enthalten *Sulforaphan,* das die körpereigene Produktion von krebshemmenden Enzymen fördert. Diese Enzyme töten zudem *Helicobacter pylori,* ein Geschwür verursachendes Bakterium, das auch in Zusammenhang mit Magenkrebs steht.

Zutaten:

¼ frischer Grapefruitsaft

2 EL Johannisbeeren-Konfitüre

2 EL Leinsamenöl

1 EL natives Olivenöl extra

Salz und Pfeffer zum Abschmecken

120 g Brokkoli

6 Tassen Rucola

1 Tasse Mango gewürfelt

½ Tasse gehackte Mandeln

1 Tasse Johannisbeeren frisch oder gefroren

3 fettreduzierter Käse, mittelgroße Bälle

Zubereitung

1. Vermische in einer kleinen Schüssel Grapefruitsaft, Johannisbeeren-Konfitüre, Olivenöl und Leinsamenöl. Vermische alles, bis die Masse dickflüssig ist. Würze mit Salz und Pfeffer und stelle sie zur Seite; diese Mischung ist das Salatdressing.
2. Gib Brokkoli, Rucola, Mango, Mandeln und Käse in eine große Schüssel.
3. Gib das Dressing in die große Schüssel, bis der Brokkoli und der Rucola vollständig damit bedeckt sind. Rühre einige Male um und stelle das restliche Dressing in den Kühlschrank.
4. Serviere und garniere mit Käsebällchen und Johannisbeeren.

27. Fruchtige Zerealien

Haferflocken haben eine unglaubliche Fähigkeit. Wenn du sie vollsaugen lässt, bringen sie Enzyme zum Einbrechen und neutralisieren Phytinsäure, eine Komponente, die die Absorption einiger Mineralien hemmt. Buchweizen hat viele Vorzüge wie die Senkung des Blutdrucks, die Verbesserung deines Verdauungssystems, aber vor allen Dingen sind sie eine hervorragende Quelle für Antioxidantien, die karzinogene Zellen abtöten.

Zutaten:

1 ½ Haferflocken

½ Tasse Bio-Buchweizen

½ Tasse getrocknete Äpfel, gewürfelt

2 TL gemahlener Zimt

1 Tasse Trauben, halbiert

3 EL brauner Zucker

Reismilch

ausreichend Wasser um die Haferflocken zu tränken

Zubereitung

1. Heize den Backofen auf 160°C vor.
2. Verteile die Haferflocken gleichmäßig in eine antihaft beschichtete Backform und röste sie im vorgeheizten Backofen 10 Minuten. Wende sie ab und an. Behalte sie aber immer im Auge, da sie leicht anbrennen.
3. Nimm die Haferflocken aus dem Backofen und lass sie abkühlen. Gib sie dann in eine große Glasschüssel und tränke sie in Wasser. Lass sie über Nacht darin liegen.
4. Gib am nächsten Tag den Buchweizen, getrocknete Äpfel, Zimt und brauner Zucker zu den durchgezogenen Haferflocken. Mische gut.
5. Gib die Mischung in eine Keramikschüssel und serviere sie mit Birnen und Trauben. Dazu passt Reismilch.

28. Frühstücks-Muffins mit Kick

Karotten sind bekannt dafür, dass sie für eine wunderschöne Haut sorgen und das Augenlicht verbessern. Sie enthalten außerdem Falcarinol, das sehr stark ist und als natürliche krebshemmende Chemikalie wirkt.

Zutaten:

1 ½ Tassen Vollkornmehl

¼ Tasse Weizenkörner

¼ Tasse gemahlene Leinsamen (bevorzugt golden)

1 ½ TL Backpulver

1 TL gemahlener Zimt

2 Eier, geschlagen

2 TL Vanilleextrakt

2 fein geriebene und geschälte Karotten

¼ Tasse gemahlene Nussmischung

¼ TL Salz

¾ Tasse fettreduzierte Milch

1/3 Ahornsirup

1/3 Tasse brauner Zucker

½ Tasse Rosinen

¾ gehackte, geröstete Walnüsse

Zubereitung

1. Heize den Backofen auf 180°C vor, bedecke eine Muffinform mit Olivenöl.
2. Vermenge Vollkorn, Weizenkörner, gemahlene Leinsamen, Backpulver, gemahlener Zimt, gemahlenen Nussmischung und Salz.
3. Gib Milch, Sirup, brauner Zucker, Eier und Vanille hinzu, bis sich der Zucker gelöst hat. Rühre vorsichtig Karotten, Rosinen und Walnüsse ein.
4. Teile die Mischung gleichmäßig auf die Muffinformen auf und backe 20 bis 25 Minute und mache mit einer Gabel die Probe. Sie sollte beim Einstechen in die Muffinmitte sauber wieder herauskommen.

29. Goldene Quinoa

Dieses Gericht ist etwas süß und etwas salzig – eine perfekte Mischung. Quinoa besteht aus löslichen Ballaststoffen, Spinat versorgt dich mit beta-Carotin und dem benötigten Vitamin C und Ingwer, Kurkuma und Kirschen enthalten allesamt Antioxidantien und besitzen entzündungshemmende Eigenschaften. Alles, was du braucht in nur einem Gericht.

Zutaten:

2 EL Kokosöl

1 1 cm großen frischen Ingwer (geschält und geraspelt)

1 TL gemahlenes Kurkuma

¼ TL gemahlener Kümmel

1 TL gemahlener Koriander

1 Tasse goldene Quinoa (gewaschen und abgetropft)

1 ½ Tassen Wasser

¼ Tasse getrocknete Kirschen (gewürfelt) *Optional

1 Tasse gehackter Spinat

½ Paprika in dünnen Streifen

1/2 Tasse dünn geschnittene Lauchzwiebeln

1/4 Tasse frischer Limettensaft

Zubereitung

1. Bringe Kokosöl mit Ingwer, Kurkuma, Kümmel und Koriander zum Köcheln.
2. Arbeite die Quinoa mit der Paprika ein und rühre gut um. Gib im Anschluss daran Wasser dazu und lass es kochen. Sobald das Wasser kocht, drehe die Hitze ab und lege des Deckel auf den Topf. Lass den Inhalt 15 Minuten köcheln, bis das gesamte Wasser absorbiert wurde.
3. Gib den Limettensaft und die Frühlingszwiebeln, Spinat und Kirschen hinzu. Würze mit Salz und Pfeffer. Serviere und genieße.

30.   Rote Kraft

Dieses Rezept weist eine unglaubliche Menge an Antioxidantien und Lycopin auf, die verantwortlich sind für die Abwehr von Eierstockkrebs. Du kommst außerdem in den Genuss der Vorteile von Basilikumblätter, wodurch die Aufnahme von Antioxidantien und die Aktivität gesunder Enzyme gesteigert wird.

Zutaten:

(400g) Dose gehackter Tomaten

400ml Hühner- oder Gemüsebrühe

1 EL Zucker

15 frische Basilikumblätter

2 EL Olivenöl

250ml Vollmilch

Zubereitung

1. Koche die Tomaten und die Brühe etwa 10 Minuten
2. Rühre den Zucker und Basilikum ein. Gib ggf. noch mehr Zucker hinzu.
3. Rühre vorsichtig Milch und Öl ein und koche alles weitere 10 Minuten
4. Serviere mit einigen frischen Basilikumblättern.

31.   Kokos-Fisch

Für dieses Rezept verwenden wir eine Vielzahl wichtiger Zutaten, darunter: Ingwer, Zwiebel und Knoblauch, die anti-karzinogene, anti-fungale, anti-bakterielle und entzündungshemmende Eigenschaften besitzen.

Zutaten:

1 weißes Fischfilet

2 Knoblauchzehen

1 rote Zwiebel

1 EL Ingwer

400 ml Kokosmilch

¼ Tasse Mais

1 EL Thymian

1 TL koscheres Salz

Frisch gemahlener Pfeffer zum Abschmecken

Zubereitung

1. Heize einen Dampfkochtopf auf maximaler Flamme ein und lege ein Backblech mit Backpapier aus;

2. Zerdrücke den Knoblauch und koscheres Salz Bilde daraus eine Paste, gib Öl, Thymian und Pfeffer dazu;

3. Lege den Fisch in die Pfanne, verteile die Paste auf den Fisch und stelle ihn zur Seite;

4. Sautiere in einem Kochtopf Knoblauch, Zwiebeln, Mais und Ingwer, bis alle gar sind;

5. Gib unter Rühren Kokosmilch hinzu und lass alles 7 Minuten köcheln. Rühre dabei gelegentlich um, würze mit Salz und Pfeffer;

6. Gib in der Zwischenzeit den Fisch in den Dampfkochtopf und koche ihn 7 Minuten;

7. Serviere alles zusammen und genieße.

32. Köstliche Stangen

Schöpfe deine Anti-Krebs-Ernährung voll aus, indem du Spargel isst. Wie bereits erwähnt ist Spargel ein Gemüse, welches voller beta-Carotin, Glutathion, Vitamin C und N-Acetylcystein steckt; daneben ist das Rezept reich an Walnüssen, die anti-mutagene und anti-karzinogene Vitamine, Nährstoffe und natürliche sekundäre Pflanzenstoffen enthalten.

Zutaten:

500 g Spargelstangen, gewachsen und getrimmt

2 TL frischer Ingwer, geraspelt

2 EL Quittenmarmelade

2 EL natives Olivenöl extra

1 TL Zitronensaft

3 EL Walnüsse, gehackt

Salz und Pfeffer zum Abschmecken

Zubereitung

1. Gib kochendes Wasser in einen Dampfgarer, gib den Spargel hinein und lege den Deckel darauf; gare ihn 3 bis 5 Minuten, bis er leicht knusprig ist.

2. Lege den heißen Spargel auf eine Servierplatte.

3. Vermische in einer kleinen Schüssel Ingwer, Quittenmarmelade, Olivenöl, Zitronensaft, Salz und Pfeffer.

4. Verteile die Mischung über den Spargel und bestreue ihn mit Walnüssen.

33.   Nessel-Pesto

Es mag vielleicht verrückt klingen, Nesseln in einem Rezept zu verwenden, aber sie werden deinem Körper guttun. Junge und blanchierte Nesseln sind 100% genießbar und enthalten zahlreiche Antioxidantien und Flavanoide. Die Nudeln in diesem Rezept sind eine gesunde Alternative zur gewöhnlichen Pasta.

Zutaten:

1 Tasse junge Nesselblätter, blanchiert

4 Knoblauchzehen geschält

2 EL Walnüsse, gehackt

3 EL Parmesankäse, gerieben

genügend natives Olivenöl extra (so viel du magst)

170 g getrocknete Vollkorn-Nudeln

Zubereitung

1. Gib die Nesselblätter, Knoblauch, und Walnüsse in eine Küchenmaschine. Verarbeite sie zu einer Mischung mit einer Konsistenz deiner Wahl. Füge nach und nach Olivenöl unter.
2. Gib den Käse zur Mischung und rühre gut um.

3. Bereite die Pasta nach Packungsanleitung zu.

4. Lass die Pasta abtrocknen und gib sie zurück in den Topf.

5. Rühre die Nesselpasta unter; vermische alles und serviere auf einer Vorlegeplatte.

34.   Gerste und Bohnen

Eine auf Bohnen basierte Ernährung führt direkt zu einem verminderten Risiko an verschiedenen Krebsarten zu erkranken. Eierstockkrebs steht dabei ganz oben auf der Liste. Tomaten und Basilikum in diesem Rezept weise eine lange Liste an krebshemmenden Zutaten auf. Beide haben antioxidantische Bestandteile.

Zutaten:

1 Zwiebel, gewürfelt

1 kleine Karotte, geschält und in Scheiben

½ Stange Sellerie, fein gewürfelt

1 EL Extra-Virgin Öl

3 Tassen Gemüseöl

¼ Tasse Gerste, gekocht

¼ Tasse weiße Bohnen, gekocht

¼ Tasse Dosentomaten

2 oder 3 Knoblauchzehen *nach Geschmack

2 EL frischer Basilikum, gewürfelt

½ TL getrockneter Rosmarin

Salz und Pfeffer zum Abschmecken

Zubereitung

1. Sautiere in einem Suppentopf Olivenöl, und Zwiebeln bei mittlerer Hitze 5 Minuten, bis sie glasig und zart sind.

2. Füge Sellerie und Karotten bei; lass sie 4 Minuten köcheln.

3. Rühre die Gemüsebrühe ein und bringe sie zum Kochen, lass die Suppe köcheln, bis die Karotten und Sellerie weich sind.

4. Arbeite die Gerste, Dosentomaten, Knoblauch, Rosmarin und Basilikum in die Mischung ein, lass sie weitere Minuten köcheln.

5. Würze mit Salz und Pfeffer, serviere auf tiefen Tellern und genieße.

35.   Thunfischsteaks mit Meerrettich

Dieses Gericht konzentriert sich auf die Vorzüge von Kurkuma und Meerrettich. Ersteres ist ein indisches Gewürz, das auch medizinisch verwendet wird. Studien haben gezeigt, dass Kurkuma eine große Anzahl an Krankheiten behandeln kann, aber im Fall von Krebs spürt es potentielle karzinogene Zellen auf und induziert deren Apoptose. Daneben verfügt es über Bestandteile, die das Tumorwachstum verhindern.

Zutaten:

2 Thunfischsteaks

1 Tasse Mandelmehl

1 Tasse Brotkrumen

1 TL Kurkuma

1 Ei

1 EL Meerrettich, gemahlen

1 EL Ingwer, gehackt

3 EL Olivenöl

1 Zitronensaft

1 TL Salz

Frisch gemahlener Pfeffer zum Abschmecken

Zubereitung

1. Reibe den Thunfisch mit Salz und Pfeffer ein;
2. Vermische in einer großen Schüssel Mandelmehl, Brotkrumen, geriebener Meerrettich und Knoblauch;
3. Gib das Ei in eine andere Schüssel und schlage es leicht auf;
4. Wende die Thunfischsteaks im Ei und bedecke sie mit dem Mandelmehl;
5. Erhitze einen Kochtopf und gib Olivenöl hinein;
6. Brate die Steaks, bis sie auf beiden Seiten goldbraun sind;
7. Füge Zitrone hinzu und serviere mit deinem Lieblingssalat.

36.   Wilde Kekse

Eine erstaunliche Zutat in der Liste sind Hagebutten. Diese wunderbaren Früchte von Rosengewächsen sind reich an anti-karzinogenen Komponenten dank der Reichhaltigkeit von *Proanthocyanidine, sekundären Pflanzenstoffen, beta-Carotin* und Vitamin C.

Zutaten:

½ Tasse Hagebutten

2 Tassen Hafermehl

½ TL Backpulver

1 TL gemahlener Zimt

¼ TL gemahlener Kardamom

¼ Tasse Rosinen

1/ Tasse Honig

1 Eiweiß + 1 Eigelb

2 EL Kokosöl

2 TL Vanilleextrakt

Zubereitung

1. Heize den Backofen auf 170°C vor und lege ein Backblech aus;
2. Schneide die Hagebutten und entferne die Kerne;
3. Vermische alle trockenen Zutaten;
4. Rühre die Hagebutten und Rosinen unter;
5. Schlage in einer anderen Schüssel die Eier, Öl, Honig und Vanille, bis eine geschmeidige Masse entsteht;
6. Arbeite die feuchten Zutaten durch Kneten schnell in die Mehlmischung ein;
7. Serviere die Kekse mit einem Löffel Eiscreme und backe sie 11 bis 13 Minuten, bis sie goldbraun sind;
8. Nimm die Kekse aus dem Backofen und lege sie zum Abkühlen auf ein Backblech.

37.   Farbenfroher Salat

Dieser erfrischende und farbenfrohe Salat ist die beste Art um sich in eine gesunde Ernährung zu verlieben. Dieser geschmacksreiche Salat bringt Gesundheit auf eine neue Stufe und steckt voller sekundärer Pflanzenstoffe, Isothiocyanaten, beta-Carotin und Omega-3. Alle Bestandteile sind im Kampf gegen Krebs hilfreich. Dieser Salat beliefert dich außerdem mit Vitaminen und Nährstoffen.

Zutaten:

2 pinke Grapefruit

1 Mandarine

1 Kopf roter Chicoreé

3Tassen Rucola

3 Tassen Babyspinat

5 Tassen Wasserkresse

200 g geräucherter Lachs

Saft einer halben Grapefruit

1 Zitronensaft

3 EL Olivenöl

1 EL Honig

1 TL Srirachasauce

½ TL Salz

Frisch gemahlener schwarzer Pfeffer zum Abschmecken

Zubereitung

1. Presse den Saft einer Grapefruit und einer Zitrone aus und hebe sie für einen späteren Zeitpunkt auf.
2. Schneide und schäle die Grapefruit und die Orange, hacke Rucola, Wasserkresse und Spinat, schneide den Endiviensalat und den Lachs in Streifen, vermische alles und würze mit Salz und Pfeffer;
3. Mische für die Vinaigrette Grapefruit und Zitronensaft, Olivenöl, Sriracha und Honig;
4. Verteile die Vinaigrette auf den Salat, mische alles gut;
5. Serviere und genieße!

38. Süßkartoffel-Cremesuppe

Süßkartoffeln sind reich an beta-Carotin und Vitamin C, sowie für Wurzelgemüse vorbehaltene Proteine und wichtigen Antioxidantien. Diese Kartoffeln sind daher ein ausgezeichneter Zusatz zu einer Anti-Krebs-Ernährung. In diesem Rezept bringen wir die positiven Eigenschaften einiger Zutaten zum Vorschein, z.B.: Tomaten, Knoblauch, Ingwer und Chilipeperoni, die ebenfalls Eierstockkrebs fernhalten.

Zutaten:

2 Süßkartoffeln

1 kleine gelbe Zwiebel, in Ringe

2 Knoblauchzehen, gehackt

2 Tasse frischer Tomatensaft

1 Chilipeperoni

1 EL frischer Ingwer

2 Gemüsebrühe

½ Tasse Walnüsse

Frisch gemahlener Pfeffer zum Abschmecken

1 TL Salz

Zubereitung

1. Koche die Süßkartoffeln in einem Kochtopf mit Wasser, bis sie zart sind und lass sie im Anschluss abkühlen;

2. Sautiere in einem großen Kochtopf Zwiebeln und Knoblauch;

3. Gib den Tomatensaft hinzu, Chilipeperoni und Ingwer und lass alles kochen;

4. Schäle in der Zwischenzeit die Kartoffeln und gib sie in eine Küchenmaschine (oder Mixer) und vermische sie mit Hühnerbrüh und Walnüssen, bis sie die Konsistenz von Püree aufweisen;

5. Rühre die Kartoffelmischung in den Kochtopf ein und würze mit Salz und Pfeffer;

6. Serviere heiß und genieße.

39. Sareptasenf

Sareptasenf ist unglaublich gesund und wirkt gegen verschiedene Krankheiten dank der darin enthaltenen Phytonährstoffen, Vitaminen und Mineralien. Zudem ist er reich an Flavonoiden, Indol und Sulforaphan, die nachweislich bei der Behandlung von Prostata-, Brust-, Darm- und Eierstockkrebs wirken.

Zutaten:

5 Tassen Sareptasenf

2 Tassen Kirschtomaten

1 rote Zwiebel

2 Knoblauchzehen, gehackt

2 EL Olivenöl

1 Tasse Hühnerbrühe

½ TL Salz

Frisch gemahlener Pfeffer zum Abschmecken

1 TL Sesamöl

1 bis 2 EL Sesamsamen

Zubereitung

1. Putze das Gemüse und spüle es ab;
2. Würfle den Sareptasenf, schneide die Zwiebeln in Streifen und hacke den Knoblauch, halbiere die Tomaten und stelle alles zur Seite;
3. Sautiere den Sareptasenf, Zwiebeln und Knoblauch, gib Hühnerbrühe hinzu und lass alles etwa 5 Minuten köcheln, würze mit Sesamöl, Salz und Pfeffer;
4. Arbeite die Tomaten unter, serviere und bestreue mit Sesamsamen.

40.   Kichererbsen Delikatessen

Wir wissen, dass sie lecker sind, aber das ist nicht ihr einziger Vorteil. Wenn du sie isst und die harte Schale durchbrichst, lassen sie Metabolite in deinem Körper frei, die sich Butyrate nennen. Diese kurzkettige Fettsäure ist effizient darin, die Proliferation von Krebszellen zu beenden und deren *Apoptose* (Selbstzerstörung) einzuleiten. Daneben senkt beta-Sitosterol, ein zentrales Phytosterol, das Auftreten von Eierstockkrebs erheblich.

Zutaten:

2 Tassen Langkornreis (Basmati-Reis)

2 EL Olivenöl

1 large Zwiebel, gewürfelt

Koscheres Salz und gemahlener Pfeffer zum Würzen

2 TL Currypulver

2 Knoblauchzehen, gewürfelt

1 Tasse Gemüsebrühe

2 Tassen oder 425g Kichererbsen in Dosen, abgetropft und abgespült

400 ml Kokosmilch

2 EL Honig

2 EL würzige Sauce

Naan-Brot als Beilage

Zubereitung

1. Bereite den Basmati-Reis nach Packungsanweisung zu.

2. Erhitze das Olivenöl in einer mittleren Pfanne, gib die Zwiebeln dazu und würze sie mit Salz und Pfeffer; koche alles 10 Minuten, bis die Zwiebeln leicht braun und karamellisiert sind.

3. Rühre Currypulver und Knoblauch unter, koche eine weitere Minute.

4. Gib die Gemüsebrühe hinzu und kratze alle angebrannten Reste vom Boden der Pfanne.

5. Arbeite die Kichererbsen, Kokosmilch, Honig und die würzige Sauce unter.

6. Bringe alles zum Kochen, drehe die Hitze ab und köchle alles 10 Minuten.

7. Schmecke ab und würze ggf. nach.

8. Wärme das Naan-Brot auf, serviere mit den Kichererbsen und garniere mit etwas Koriander.

41.   Rosen-Bälle

Rosenkohl ist eine wertvolle Ergänzung zu deiner Anti-Krebs-Ernährung; sie sie nicht nur kalorienarm und weisen eine sehr geringe glykämische Rate auf, sondern einige Studien haben auch gezeigt, dass Rosenkohl präventive Eigenschaften besitzt, dadurch dass sie den Metabolismus von Karzinogenen verändern und den durch freie Radikale entstanden Schaden reduzieren.

Zutaten:

500 g Rosenkohl

Salz und Würze zum Abschmecken

3 Knoblauchzehen, getrocknet

3 schwarze Knoblauchzehen

Natives Olivenöl extra

Schwarzer Pfeffer zum Abschmecken

Zubereitung

1. Sautiere in einer Pfanne Knoblauch mit Olivenöl.

2. Wenn der Knoblauch etwas golden wird, gib den Rosenkohl dazu, lege den Deckel auf den Topf und lass sie 6-7 Minuten köcheln.

3. Nimm den Deckel ab und würze mit Salz, den anderen Gewürzen, schwarzem Pfeffer, und schwarzem Knoblauch. Bedecke alles mit Olivenöl. Lege im Anschluss den Deckel wieder auf den Topf und lass alles in seinem eigenen Saft köcheln, bis der Rosenkohl die Aromen von Knoblauch und den Gewürzen annimmt.

4. Achte darauf, die Mischung nicht zu trocken werden zu lassen. Rühre gelegentlich um.

5. Wenn sich der Rosenkohl leicht durchschneiden lässt, serviere ihn.

42.   Frühlingszwiebel Omelette

Frühlingszwiebeln sind aufgrund ihrer heilenden und die Verdauung anregenden Eigenschaften weit bekannt. Dieses Lauchgewächs bewahrt den Verdauungstrakt und zerstört gefährliche Toxine. Zudem ist es reich an Vitamin B, C und Mineralien, die wichtig sind, um dein antioxidantisches System aufrecht zu erhalten und freie Radikale zu zerstören, die Krebs verursachen.

Zutaten:

So viele Frühlingszwiebeln, wie du magst

3 Eier, geschlagen

1 Knoblauchzehe *optional

Salz zum Abschmecken

Olivenöl

Zubereitung

1. Putze und spüle die Frühlingszwiebeln ab

2. Sautiere die Frühlingszwiebeln in einer Bratpfanne mit Olivenöl und ggf. Knoblauch; koche alles, bis die Frühlingszwiebeln ihre Farbe in ein dunkles Grün ändern.

3. Arbeite die Eier ein und rühre gut um. Lass alles kochen.

4. Wenn der Boden sowie die Oberfläche der Omeletts hart werden, wende die Omelette.

5. Brate sie 2 Minuten an und serviere.

WEITERE WERKE DES AUTORS

70 Effective Meal Recipes to Prevent and Solve Being Overweight: Burn Fat Fast by Using Proper Dieting and Smart Nutrition

By

Joe Correa CSN

48 Acne Solving Meal Recipes: The Fast and Natural Path to Fixing Your Acne Problems in Less Than 10 Days!

By

Joe Correa CSN

41 Alzheimer's Preventing Meal Recipes: Reduce or Eliminate Your Alzheimer's Condition in 30 Days or Less!

By

Joe Correa CSN

70 Effective Breast Cancer Meal Recipes: Prevent and Fight Breast Cancer with Smart Nutrition and Powerful Foods

By

Joe Correa CSN

www.ingramcontent.com/pod-product-compliance
Lightning Source LLC
Chambersburg PA
CBHW051035030426
42336CB00015B/2886